MÉDICATION

TONIQUE ET RECONSTITUANTE

PAR

L'EMPLOI SIMULTANÉ

DU PHOSPHORE, DU FER ET DE L'ARSENIC

AVEC LA

SOLUTION

AU

PHOSPHATE FERRIQUE ARSÉNIÉ

De J. AUBIN

Pharmacien de 1re Classe, Membre du Conseil d'Hygiène de Marseille, etc.

ACTION THÉRAPEUTIQUE

Modificateur exceptionnel de l'innervation générale, *le phosphate ferrique arsénié* en solution met en jeu toutes les aptitudes à la fois, communique à l'économie une stimulation douce, insensible, pénétrante et durable, lui restitue la résistance nécessaire, combat mieux que tout autre médicament similaire toutes les causes capables d'amoindrir les forces, d'appauvrir le sang et de pervertir les fonctions ; possède une efficacité spéciale contre l'adynamie et la chronicité ; constitue, en un mot, pour la médication tonique, un agent curatif de premier ordre.

Dr L. RAMPAL,
Professeur à l'École de Médecine de Marseille.
(*Union Médicale* 1878.)

CHEZ J. AUBIN, PHARMACIEN

Traverse du Chapitre, 13

MARSEILLE

MÉDICATION

TONIQUE ET RECONSTITUANTE

PAR L'EMPLOI SIMULTANÉ

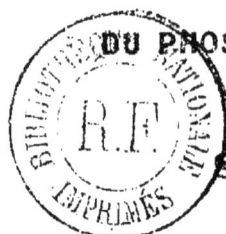

DU PHOSPHORE, DU FER & DE L'ARSENIC

SOLUTION - AUBIN

AU

PHOSPHATE FERRIQUE
ARSÉNIÉ

SON EMPLOI EN MÉDECINE

Caractères de la Pathologie de notre époque.
— De nos jours l'activité humaine a pris un
accroissement considérable ; nous voulons
vivre plus vite : de là une plus grande dépense
de nos forces ; de là un cachet spécial imprimé
à nos constitutions et à nos maladies ; de là le
caractère de la pathologie de notre époque ;
de là enfin l'*atonie*. Nous entendrons par ce
mot, à la fois l'impuissance de la nutrition et
de l'innervation générale, celle-ci chargée de
régler tous nos actes organiques et de nous
donner la force de résister aux influences
morbides. Ajoutons que l'atonie n'est pas seulement la dépression de nos fonctions ; elle en
est encore l'incohérence : car dans notre organisme, si complexe, si délicat, si perfectionné
où tout est coordonné avec une si parfaite

unité, la force réside surtout dans le calme et l'harmonie ; la faiblesse dans l'agitation et le désordre.

L'atonie, avec ses degrés et ses aspects infinis, est sans contredit l'état pathologique le plus commun. Qu'elle soit simple ou complexe, qu'elle représente l'élément principal de la maladie ou quelle vienne la compliquer, elle se montre et se glisse partout : tantôt modérée, elle forme, entre la santé et la maladie, un premier groupe pathologique qui, pour être le moins accusé, n'en est pas le moins fréquent ; tantôt plus accentuée, elle constitue le fond essentiel de la chlorose, des anémies et de l'état nerveux ; tantôt elle se mêle aux maladies aiguës, aux fièvres, aux phlegmasies, surtout à la fièvre typhoïde pour en embarrasser la marche et en retarder la convalescence ; tantôt enfin, elle s'ajoute aux maladies chroniques et en devient le cortège inséparable, particulièrement à leur période épuisante ou de cachexie.

Importance de la Médication tonique, ses principaux agents. — Il n'est donc pas étonnant que la médication tonique ait pris de nos jours une si large place en thérapeutique : elle a tour à tour emprunté ses moyens aux divers règnes de la nature, aux éléments, à l'hygiène, à l'aliment, au médicament, et après avoir tout mis à contribution, elle ne cesse de demander à la science des acquisitions nouvelles.

Nous n'avons pas à parcourir ici le vaste champ de la médication tonique, nous nous occuperons seulement du phosphore, du fer et de l'arsenic, trois de ses agents les plus importants que nous sommes parvenus à réunir en un seul médicament, offrant, dans un état de combinaison spéciale, d'incontestables avantages pour combattre l'atonie sous toutes ses formes. Ce médicament que nous préparons depuis plusieurs années, nous ne l'avons fait connaître que lorsqu'une sévère expérimentation clinique en a eu démontré la valeur réelle.

Solution au Phosphate ferrique arsénié. — Dans une notice publiée en 1873 par le *Marseille Médical*, nous disions, en parlant de l'arsenic : « Quoique de nombreuses préparations pharmaceutiques aient permis, dans ces derniers temps, de vulgariser l'emploi de ce précieux médicament, cependant la matière médicale nous a paru offrir, sous ce rapport, une véritable lacune. Nous avons essayé de combler cette lacune. Nous venons donc faire connaître le résultat de nos recherches et soumettre au corps médical une préparation nouvelle, le *phosphate ferrique arsénié en solution* »

Depuis cette époque nous n'avons cessé de perfectionner notre produit et de nombreux succès sont venus confirmer les résultats que nous signalions alors dans une foule d'applications cliniques. Ces succès, en se multipliant, ont inspiré dans l'*Union Médicale*, à M. le docteur Rampal, professeur à l'école de médecine de Marseille, ex-chef interne des hôpitaux, etc., un article spécial sur l'emploi thérapeutique de la solution au phosphate ferrique arsénié.

Nous reproduirons en entier cet important travail, parce que, mieux que nous ne le ferions nous-même, il résume nos recherches, le but que nous avons poursuivi et les résultats thérapeutiques obtenus par notre solution dans la médication tonique.

EXTRAIT DE L'*Union Médicale*, PARIS 19 FÉVRIER 1878.

Emploi simultané du Phosphore, du Fer et de l'Arsenic
EN MÉDECINE

Les médicaments d'origine minérale sont devenus l'objet d'une étude très-attentive dans les maladies chroniques. Cette tendance est justifiée : En effet, tandis que les substances végétales, par leur action vive, mais fugace, conviennent mieux dans les maladies aiguës, au contraire, les substances minérales, par leur action lente, mais durable et profonde, par leurs propriétés essentiellement curatives, comme a dit Barbier, sont plus capables de transformer la constitution intime de notre organisme et de combattre efficacement les affections chroniques. Ainsi agissent les phosphatés, les ferrugineux, les arsenicaux, les iodurés, etc. ; seulement, il est essentiel de les employer dans un état qui facilite leur assimilation. Pour obtenir ce résultat important, la science s'est livrée à un travail incessant.

Le phosphore, le fer et l'arsenic, dont nous allons particulièrement nous occuper, ont donné lieu à un grand nombre de préparations apportant, chacune et successivement, un perfectionnement nouveau ; le fer surtout semble avoir épuisé toutes les ressources de la pharmacie. Néanmoins, dans la pratique médicale, il surgit sans cesse de nouvelles difficultés qu'il faut vaincre. Dans les cas, et ils sont nombreux, où il est nécessaire de joindre l'action de l'arsenic à celle du fer, les procédés ordinairement employés pour l'administration de ces deux agents sont loin d'être parfaits ; ils ont des inconvénients qui ont porté M. Aubin à rechercher les moyens de les faire disparaître. Il y a réussi par une préparation qu'il a fait connaître sous le nom de *solution au phosphate ferrique arsénié*, sur laquelle nous venons aujourd'hui attirer l'attention des praticiens. Pour mieux faire saisir l'importance du résultat poursuivi, résumons d'abord un article du *Marseille médical*, de juin 1873, où ce pharmacien a publié ses recherches :

« Le fer et l'arsenic, ayant une action commune et une action spéciale dans un grand nombre d'affections, sont considérés comme des médicaments congénères, mais ils ne sauraient être choisis indifféremment. Ils ont leur moment d'opportunité, en dehors duquel ils deviennent plus ou moins incertains. Appelés le plus souvent à combattre des états pathologiques très-complexes, ils restent insuffisants si on les administre isolément ; ils donnent au contraire des résultats complets si on les associe contre les éléments morbides auxquels ils s'adressent respectivement. Le traitement des vieilles chloroses, compliquées de névropathies invétérées et de cachexie, offre un remarquable exemple de la nécessité de leur intervention simultanée. Et ce n'est pas le seul cas, chacun le sait ; l'occasion d'employer le fer et l'arsenic concurremment se présente bien des fois. Mais comment faut-il procéder ? Jusqu'à présent, on donnait les deux remèdes séparément, ou en même temps. Dans le premier cas, on prescrivait d'abord l'un d'eux, puis l'autre, quand on avait épuisé l'action du premier. Dans le second cas, on ordonnait ensemble les deux préparations distinctes, l'une arsenicale, l'autre ferrugineuse, ou bien on les réunissait en proportions diverses, sous une même forme, en pilules, par exemple.

« Tous ces procédés sont défectueux, ils manquent de règles fixes, livrent à l'arbitraire le praticien embarrassé, sont compliqués, incertains, et nuisent au succès des deux médicaments. On a espéré remédier à ces désavantages avec l'arséniate de fer, mais c'est en vain. Ce composé n'a de valeur réelle que par son arsenic, et ne réalise nullement les avantages dus à l'association de ces deux éléments. En effet, ceux-ci ne s'y trouvent pas unis à doses thérapeutiques équivalentes : l'arse-

nic, doué d'une puissance relativement considérable, en quan-
tité minime, mais bien suffisante, agit à peu près seul, tandis
que le fer reste sans effet, à cause de ses proportions trop
faibles, qu'on ne saurait augmenter sans élever en même
temps d'une manière exagérée celle de son congénère, et pro-
voquer bientôt l'intolérance arsenicale »

Frappé de ces nombreux inconvénients, M. Aubin a eu
l'idée de combiner le fer à l'arsenic dans des proportions
définies, de façon à lui donner une action assez énergique
pour aider efficacement et rendre plus complète celle de l'arsenic. En même temps, il a associé à ces deux agents le
phosphore qui influe si efficacement sur les fonctions de
nutrition et d'innervation.

« Me basant, dit-il, sur l'isomorphisme, ou plutôt sur
l'analogie chimique qui existe entre le phosphate et l'arséniate
de soude, j'ai préparé avec ces deux composés pris dans les
conditions et proportions voulues, un sel double qui, avec le
phosphate ferrique ou perphosphate de fer, m'a donné la
combinaison recherchée. C'est ainsi que j'ai pu obtenir une
solution que j'ai désignée sous le nom de *phosphate ferrique
arsénié*, contenant le phosphore, le fer et l'arsenic à leur
maximum d'oxydation et associés dans les doses que j'ai
jugées nécessaires. Cette solution est incolore, limpide, et n'a
ni odeur ni saveur métallique ; ses éléments étant exactement
dosés, elle est toujours identique dans sa composition et se
conserve parfaitement. Elle contient 5 centig. de phosphate
ferrique et 1 milligr. d'arsenic par 5 grammes de liquide ou
par cuillerée à café. «

A priori, on peut estimer que ce médicament, d'après
l'association rationnelle qui le constitue, peut donner de bons
résultats dans les états morbides complexes où l'intervention
simultanée du phosphore et surtout du fer et de l'arsenic est
indiquée, car ces trois agents sont d'une grande énergie, et les
deux premiers font partie intégrante de l'organisme.

— Le phosphore, en effet, se rencontre dans le corps
humain en assez grande abondance. Comme agent thérapeutique, quoique doué de propriétés excitantes il se rattache
essentiellement à la médication tonique. Son heureuse influence sur l'innervation générale et la nutrition est bien
connue. Il est mis tous les jours à profit dans les maladies à
forme adynamique.

— Le fer fait également partie de l'économie ; le premier des toniques reconstituants, il a surtout pour effet de relever la nutrition et la sanguification. Son usage est si répandu dans la chlorose et l'anémie, qu'il est devenu presque banal. Il triomphe véritablement dans la chlorose franche récente, exempte de cachexie et d'accidents nerveux. Au delà, tout en étant encore utile, il n'est que trop souvent infidèle ; le meilleur médicament a ses limites, on ne saurait lui demander ce qu'il ne peut donner.

— L'arsenic est à la fois un tonique névrosthénique, un tonique reconstituant et, de plus, un médicament spécial. Comme névrosthénique, il soutient les efforts de l'organisme contre la maladie et rétablit l'harmonie de ses fonctions. Comme reconstituant, dont on ne peut oublier toutefois l'action névrosthénique, il remplit des indications plus nombreuses encore. En remontant simultanément l'innervation générale et l'assimilation, en exerçant sur l'économie tout entière une influence plus profonde, plus durable, il devient supérieur au fer et embrasse un champ beaucoup plus étendu. Comme modificateur spécial, dont la nature n'est pas encore bien déterminée, rappelons seulement les utiles services que rend l'arsenic dans les affections herpétiques de la peau et des muqueuses, dans certaines formes de rhumatisme chronique, etc.

L'application qui a été faite par nous et plusieurs de nos collègues a pleinement réussi. Une expérience de plusieurs années nous a démontré que la *Solution au phosphate ferrique arsénié* est un médicament d'une assimilation facile, d'une innocuité complète, et que les éléments qui la constituent, se trouvant réunis à des doses équivalentes, jouissent, surtout dans les maladies chroniques, d'une efficacité plus grande que s'ils étaient pris isolément.

Les maladies pour lesquelles nous l'avons employée sont : la *chlorose* sous toutes ses formes, récentes, anciennes et rebelles ; les *anémies*, si communes dans les grandes villes ; le *nervosisme*, si fréquent chez les femmes ; les *affections palustres et invétérées*, qui arrivent à Marseille des différents points du globe ; la *fièvre typhoïde*, pendant la période de convalescence ; les *dyspepsies*, surtout celles qui sont accompagnées de constipation ; le *lymphatisme* et la *chorée* chez les enfants ; l'*épuisement* survenu chez les mères pendant la période de l'allaitement, qui a pu alors être continué ; la *diathèse scrofuleuse*, la *phthisie pulmonaire*, lorsque les désordres ne sont pas arrivés au troisième degré ; les *bronchites chroniques* ; l'*emphysème* ; et parmi les affections cutanées, celles à forme chronique, surtout l'*eczéma*, lorsqu'il y a une altération profonde de la nutrition.

Nous pouvons résumer de la manière suivante le résultat des expériences faites avec la *solution Aubin* :

Médicament à longue portée, la *solution au phosphate ferrique arsénié* se rapproche beaucoup des eaux minérales par son action plus intime et plus profonde, et, sous ce rapport, se distingue des préparations pharmaceutiques ordinaires ; elle n'a aucun des inconvénients qu'on reproche aux ferrugineux ; les éléments qui la constituent sont dans un état de combinaison qui facilite leur assimilation ; ils passent immédiatement de l'estomac dans le torrent de la circulation et ne produisent aucun trouble gastrique ou intestinal.

Modificateur exceptionnel de l'innervation générale, le *phosphate ferrique arsénié* en solution met en jeu toutes les aptitudes à la fois, communique à l'économie une stimulation douce, insensible, pénétrante et durable, lui restitue la résistance nécessaire, combat mieux que tout autre médicament similaire toutes les causes capables d'amoindrir les forces, d'appauvrir le sang et de pervertir les fonctions ; possède une efficacité spéciale contre l'adynamie et la chronicité ; convient très-bien pour combattre la diathèse lymphatique, dont l'influence est si manifeste dans une foule de maladies ; constitue, en un mot, pour la médication tonique, un agent curatif de premier ordre.

Dᵣ L. RAMPAL,

Professeur à l'Ecole de Médecine de Marseille.

Ces appréciations, qui sont la conséquence d'une expérimentation longue et consciencieuse, démontrent d'une manière évidente le triple avantage de la solution Aubin, basé : sur l'association rationnelle de ses trois éléments, phosphore, fer, arsenic, qui se font valoir et se complètent réciproquement ; sur leur combinaison à doses thérapeutiques équivalentes, c'est-à-dire dans des proportions qui, en conservant à chacun d'eux leur action respective et simultanée sur l'économie, leur donnent plus de puissance, plus d'efficacité qu'ils n'en auraient, s'ils étaient pris isolément, enfin sur leur réunion en un seul médicament d'une parfaite conservation, d'une innocuité complète, ayant une forme simple qui rend son dosage facile, son administration commode et surtout son absorption certaine.

Ces avantages, qui caractérisent notre produit comme médicament, résultent de l'état de combinaison sous lequel se trouvent réunis les éléments qui le composent, et des procédés que nous employons pour l'obtenir. Nous ajouterons qu'en solution le phosphate ferrique arsénié conserve toutes ses propriétés d'inaltérabilité et de facile assimilation qu'il perdrait. en partie, sous une forme solide, en pilules ou dragées, par exemple.

L'expérience a maintenant démontré que par la nature de sa composition, par son dosage exact et toujours identique, par ses propriétés névrosthéniques et reconstituantes, la *solution au phosphate ferrique arsénié* est un médicament capable de répondre, mieux que toute autre préparation similaire, aux exigences multiples de la pratique médicale.

Aux diverses maladies que M. le docteur Rampal et plusieurs médecins ont traitées avec succès par notre solution, nous pourrions en ajouter bien d'autres où elle est naturellement indiquée : tels, ces états pathologiques aujourd'hui si fréquents sous l'influence de la malaria des grandes villes et qui se manifestent par l'*anémie*, *la langueur des fonctions, la pâleur des tissus, l'amaigrissement* et enfin par l'*atonie*.

Agissant à la façon des eaux minérales, notre solution peut à la rigueur remplacer les eaux naturelles ferrugineuses arsenicales et par conséquent éviter aux malades d'aller aux stations thermales. Elle est très utile dans la médication des enfants, soit pour combattre le lymphatisme, la scrofule, soit pour réparer les conséquences d'une nutrition incomplète dans le premier âge. Chez les jeunes filles arrivées à la puberté, elle remédie aux divers troubles de la menstruation caractérisés par la suppression, l'irrégularité et l'insuffisance. Enfin, comme a dit le docteur Rampal, elle est un des agents les plus efficaces de la médication tonique reconstituante. Aussi n'a-t-elle pas tardé à prendre droit de cité dans la pratique médicale, et à être regardée comme un des plus sûrs moyens pour rétablir les forces vitales affaiblies dans un grand nombre d'affections où d'autres médicaments sont restés impuissants.

ADMINISTRATION & DOSES.

Le dosage et l'administration ont été fixés à la suite de nombreuses recherches cliniques. Chaque cuillerée à café, égale à cinq grammes de la solution, contient cinq centigrammes de phosphate ferrique et un milligramme d'arsenic. Chaque cuillerée à bouche renferme quinze grammes de solution ou trois cuillerées à café.

Les doses varient suivant l'âge et la maladie ; en général elles sont de deux à dix cuillerées à café par jour, savoir : une, deux ou trois cuillerées à café, au moment des deux ou trois principaux repas. En moyenne, on donnera de deux à quatre cuillerées à café à un enfant, de quatre à dix à un adulte. Ces doses d'ailleurs susceptibles d'être encore élevées, devront être fractionnées à mesure qu'elles seront augmentées.

Généralement on prendra la solution pure. Cependant on pourra la prendre sucrée ou avec du lait. Son action étant lente, mais profonde et durable, l'usage en sera suffisamment continué, surtout dans les maladies chroniques, sauf à être alternativement interrompu et repris suivant les effets produits. Du reste, le dosage et l'administration, pouvant être diversement modifiés, seront subordonnés aux appréciations du médecin.

M. le docteur Charles Isnard dans la *Revue de Thérapeutique* du *Marseille médical* nov. 1878, s'exprime ainsi :

« Nous ne sommes pas partisan des spécialités pharmaceutiques en général et nous déplorons ce débordement toujours croissant de panacées, plutôt contraires à la dignité de la thérapeutique et au véritable intérêt des malades. Mais lorsqu'un produit, consciencieusement étudié, affirmant loyalement sa composition, se présente avec des avantages réels :

lorsque, sérieusement expérimenté, il a pour garantie la valeur et l'honorabilité incontestée de ses initiateurs, une *Revue* ne doit pas hésiter à l'accueillir favorablement. A ce titre, nous ne saurions passer sous silence une préparation éclose à Marseille, la *solution Aubin au phosphate ferrique arsénié.*

« Ce médicament n'est pas nouveau pour les lecteurs du *Marseille médical*. M. Aubin, après avoir eu le premier l'idée d'associer ses trois éléments constitutifs sous forme de la solution qui porte son nom, a déjà publié, au mois de juin 1873, dans notre journal, le résultat important de ses recherches. L'appel fait alors au corps médical a été entendu, les essais cliniques se sont depuis multipliés, un grand nombre de médecins et nous-même avons pu constater l'efficacité de la solution au phosphate ferrique arsénié, qui, aujourd'hui, est devenue un médicament usuel. Pour en faire apprécier toute la valeur, nous résumerons un excellent article inséré dans *l'Union médicale de Paris* par notre distingué confrère le docteur Rampal..... » (*Voir art. page* 4)

La *Solution Aubin au Phosphate ferrique arsénié* est un liquide clair, limpide, sans odeur, sans mauvais goût, d'une administration facile et commode ; étant préparée par des procédés qui nous sont particuliers et qui la rendent inaltérable, il est essentiel d'exiger que chaque flacon en verre bleu, soit scellé par une bande teintée fond rouge, portant notre marque et la signature ci-contre :

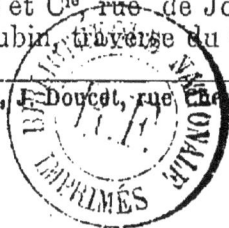

Prix du Flacon : 3 Francs.

VENTE DANS LES PHARMACIES

DÉPÔT

à Paris : chez E. Fournier et Cⁱᵉ, rue de Londres, 15 et chez Dorvault et Cⁱᵉ, rue de Jouy, 7
à Marseille : Chez J. Aubin, traverse du Chapitre, 13.

Marseille. — Imp Générale, J. Doucet, rue Chevalier-Rose, 1.

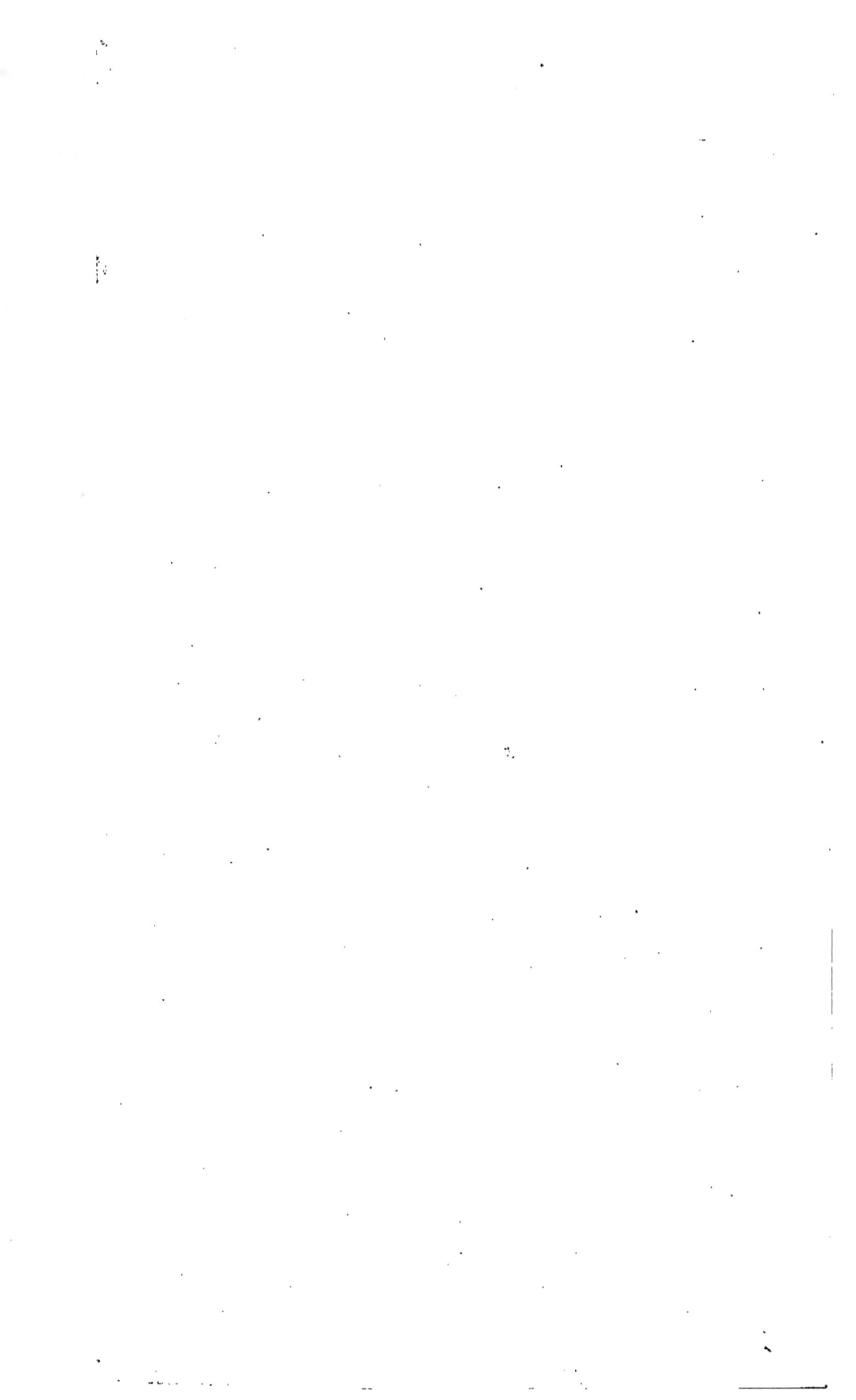

www.ingramcontent.com/pod-product-compliance
Lightning Source LLC
Chambersburg PA
CBHW050409210326
41520CB00020B/6525